Dieta Vegana

Recetas de ensaladas veganas ricas en proteínas para
eliminar los antojos y perder peso rápidamente

I0090012

*(Recetas que ayudarán a los atletas y culturistas a rendir
al máximo)*

Valentin Jenkins

TABLA DE CONTENIDOS

Avena "Durmiendo"

La avena es un alimento delicioso que se puede combinar con numerosos platos veganos y no veganos. Cuando todavía tiene demasiado sueño para ir an una panadería o pedir su café para la entrega, este es el desayuno ideal.

Gracias a su sabor suave y su capacidad para agregar consistencia a las bebidas líquidas, haciéndolas cremosas, la avena tiene fama de ser muy versátil cuando se agrega a los platos más variados. Esto le permite ascender fácilmente al papel de comodín en su rutina. A continuación se enumeran algunas de las muchas formas en que puede usar avena para hacer que sus platos sean más deliciosos y su comida sea más saludable y funcional. ¿Qué tan útil es esto para aquellos que tienen un día a día muy ocupado, ya que este plato solo tarda unos minutos en prepararse y puede conservarse en el frigorífico hasta cinco días? Nunca más tendrás que preocuparte por preparar tu desayuno todos los días. I

Se puede preparar esta receta directamente en vasos, tazones o vasos que se pueden congelar. Asegúrese de tener papel de regalo en casa para cubrir cada uno de ellos y mantenerlos en buen estado durante la semana laboral.

1/2 taza de avena

Tres cuartos de taza de leche vegetal o agua

Cinco gotas de vainilla esencia (opcional)

Combine todos estos ingredientes en el recipiente donde planea comer y refrigere durante al menos cuatro horas. Hacer esto antes de acostarse es mejor porque tu avena estará lista para comer cuando te levantes. Por la mañana, diviértase mezclando bien los ingredientes en un recipiente. Si la mezcla está demasiado dura, agrega más leche y se volverá cremosa de nuevo.

Esta opción de café no fue suficiente; aún puede agregar aderezos para que no se canse del sabor. ¡Prueba algunos de ellos y elige el que más te gusta!

• Puré de manzana (u otra fruta) • Frutos rojos (arándanos, frambuesas, fresas, moras) • Frutas frescas (plátano, mango, manzana, piña) • Especias (canela, cardamomo, nuez moscada, clavo) • Nueces (nueces, maní, almendras, nueces de Brasil) • Mantequilla de castañas (mantequilla de almendras, maní) • Semillas (calabaza, chía, amapola, quinua) • Ralladura

Para descubrir sabores únicos, pruebe algunos de estos ingredientes puros o incluso combínelos. ¡Aprovecha tu ingenio! En poco tiempo, este nuevo hábito saludable se convertirá en una parte de su rutina diaria y ya no recordará cuándo comió panes de harina refinada, muffins o incluso tocino en su desayuno.

Recita dos Zalamero.

Los batidos son bebidas de frutas mezcladas con agua, jugo de frutas o leche vegetal. Además, son fáciles de hacer y no necesitas estar en un lugar específico para beberlos; solo necesitas un termo o un exprimidor siempre a mano. Al ser dulces, ayudan a reducir la cantidad de azúcar en la dieta.

Aunque cortar frutas en rodajas puede ser un poco difícil, puede evitarlo fácilmente si ya compra frutas en rodajas en el supermercado. Aquí, lo más importante es hacer tu propia bebida, evitando los batidos industrializados que se venden en las cafeterías, que suelen usar mucha más azúcar de la necesaria para hacerlos deliciosos.

Si es económico comprar frutas enteras, puede tomarse un día a la semana para cortarlas o cortarlas en cubos y separarlas en bolsas pequeñas. Otra opción es cortar las frutas en rodajas y ponerlas todas juntas en una bandeja para hornear. Se puede congelar la sandía y otras frutas con mucha agua en cubitos de hielo. ¡Es imposible ser más útil que esto! La vida útil de las frutas congeladas puede extenderse hasta tres meses.

Aquí hay algunas ideas de recetas.

Fruits Red: Media taza de arándanos, media taza de frambuesas y una taza de fresas

Chocolate con menta: medio aguacate, un plátano, unas gotas de chocolate vegano, una cucharada de cacao en polvo, un cuarto de taza de menta fresca, una taza de espinacas y una cucharada de cacao en polvo.

Una taza de espinacas, una taza de fresas y un plátano.

Una taza de espinacas, una taza de piña y una taza de mango en un plato tropical

Un plátano y dos fresas en una fresa con chocolate.

Sea creativo y mezcle diferentes sabores. Según su objetivo dietético, también puede agregar otros ingredientes saludables, como mantequilla de frutos secos, semillas, proteína en polvo, especias y frutos secos.

Saque una de las bolsas del congelador y coloque el contenido en una licuadora mientras prepara. Agregue una taza de la leche vegetal que quiera, o incluso agua. Batir bien durante aproximadamente 25 minutos o hasta que se vuelva suave. ¡¡Recuerda un vaso grande, una pajita divertida y disfruta de tu bebida!

Cómo hacer tres panqueques de banana

Aunque no tienen harina, estos panqueques son muy esponjosos. Si bien es posible que te preguntes cómo es posible, sigue leyendo y descubre que son realmente espectaculares.

Muchas personas abandonan la dieta porque creen que perderán todos los placeres de la vida, pero eso no es cierto. Un ejemplo de esto es que puede mantener los panqueques en la dieta y aún perder peso. Además, no contienen gluten ni animales de origen animal y están preparados con avena y plátano en lugar de aromas artificiales, lo que los hace más nutritivos que los panqueques comprados. Descubrirá que es una comida fácil de preparar e incluso puede llevarla en un recipiente si sabe que estará fuera por mucho tiempo.

Copos de avena en una taza

Un cuarto de taza de cualquier leche vegetal que quieras

Un plátano maduro

Un vaso de vinagre de manzana

una cucharada de hongos

Media taza de canela

Una cucharadita de esencia de vainilla (se puede usar si lo desea)

Utiliza una licuadora para mezclar todos los ingredientes hasta que la masa esté suave. Reposarlo durante al menos cinco minutos. Este momento es crucial porque permite que la avena absorba el líquido y que la masa se vuelva homogénea.

Hacer que una sartén antiadherente se caliente. Sirva un cuarto de taza de masa y viértela en la sartén cuando esté caliente. Refrigere durante uno o dos minutos. Dale la vuelta a la masa y cocine el otro lado también durante dos minutos. Coloque el panqueque en otro plato y repita hasta que se haya consumido toda la masa.

Esta receta se puede congelar, por lo que puede hacer panqueques cuando lo desee; simplemente duplique o triplique los ingredientes y los almacene por un tiempo. Antes de colocarlas en el congelador, asegúrese de separarlas con hojas de papel pergamino para que no se peguen. Después de descongelarlos, agregue la cobertura que desee antes de comerlos.

Recepta 4 para granola hecha en casa
Cuando se trata de mantener una vida saludable, no hay duda de que la granola es una de las opciones preferidas. Es un excelente desayuno con yogures bajos en calorías y cremas de frutas. Es importante tener en cuenta que la granola en sí puede engordar si se consume demasiado, pero si se toma adecuadamente, puede ser un gran aliado para las dietas.

Aunque no es tan rápido de preparar, la siguiente receta rinde aproximadamente ocho tazas de granola.

Copos de avena de cuatro tazas
tres cucharadas de nueces
Tres cuartos de taza de variedades de castañas

Media taza de aceite de coco, aceite de oliva o aceite de cocina derretido

una taza y media de miel

Una cucharadita de vainilla esencia

Un tercio de una taza de frutos secos (moras, frambuesas, fresas, arándanos)

una cucharada con sal

Las especias que desee (clavo, canela, etc.)

Media taza de coco desmenuzado, si lo desea

Para comenzar, seleccione una fuente de horno grande. Asegúrese de que su horno esté configurado a 180 grados y cúbralo con papel pergamino. Déjalo calentar antes. Mientras tanto, mezcle las nueces, las castañas, la avena, la sal y algunas especias (la canela es muy buena). Asegúrese de mezclar bien el jarabe de arce (o miel), la vainilla y el aceite. Después de completar esta sección, coloque la masa en la bandeja para hornear de manera uniforme.

Después de diez minutos, mueva la granola an un recipiente diferente y mezclela. Agregue el coco desmenuzado y luego mezcle. Coloque todo de nuevo en la bandeja y hornee durante más tiempo (10–12 minutos). Observa el color de esta preparación con regularidad; es posible que se vuelva marrón dorado. Apague el horno y permita que se enfríe.

Deje que la granola se enfríe por completo después de agregar las bayas secas. Después de que se haya enfriado, cortelo en partes cada vez más pequeñas y elimine las partes más grandes. Para mantener la granola fresca y duradera hasta dos semanas, use una botella hermética y esterilizada. Además, es posible mantenerlo refrigerado, lo que podría extender su duración hasta los veinte días.

Cinco Recetas de Pan de Semillas

Los desayunos con pan son favoritos de todos. Muchas personas no consideran seguir una dieta porque creen que todos son obstáculos para disfrutar después de despertarse. Lamentablemente, esto no es exacto. Si se prepara correctamente, el pan puede incluso ayudar a perder peso si se consume con moderación y se prepara teniendo en cuenta las necesidades nutricionales de un adulto.

El pan que aprenderá a continuación puede convertirse en el favorito de su dieta en un instante. En lugar de un exceso de carbohidratos simples, está lleno de proteínas y grasas saludables, lo que lo mantendrá fuerte durante el resto del día. Esta receta satisfacerá sus necesidades si necesita una dieta rica en proteínas pero necesita muchos carbohidratos para sentirse bien. Se puede comer solo o con cualquier cobertura que quieras.

Esta receta creará un pan de doce porciones. Necesitará solo diez minutos para prepararlo y una hora y media de cocción en el horno.

Una taza de semillas crudas de calabaza

Una taza de semillas crudas de girasol

1/2 taza de semillas de chía

Media taza de guisantes en polvo

Un cuarto de taza de fibra dietética de cáscaras de psyllium medio cucharón de sal

Un litro de agua

Un cuarto de taza de tahini a temperatura ambiente

Deja que el horno se caliente a 190 grados. Forre una bandeja para hornear de papel pergamino de al menos 25 cm. El pan se pegará a los lados y no tendrá la forma correcta si es una sartén más pequeña.

Las cáscaras de psyllium, la proteína en polvo, las semillas y la sal deben mezclarse en un tazón grande. Reserva. Mezcla el tahini y el agua en otro bol o incluso en una taza.

Añadir la mezcla de tahini al primer recipiente y revuélvalo hasta que todo esté húmedo y suave. La masa se espesará y aumentará a medida que se revuelve. A continuación, coloque el pan en la bandeja para hornear, asegurándose de que haya al menos dos pulgadas de distancia entre el pan y los lados.

El pan debe hornearse hasta que esté dorado y se forme una corteza. Se sentirá como si el pan estuviera lleno, y ese es el lugar adecuado. Retire el pan con cuidado después de apagar el horno y dejarlo enfriar. No lo corte hasta que esté completamente frío.

Este pan se mantiene en la nevera durante tres días. Puede consumirlo en siete días si prefiere enfriarlo. Si lo congela, aún se puede comer hasta un mes. Coloque las rodajas congeladas en un horno precalentado a 180 grados durante cinco minutos si desea recalentarlo; si desea hacer una tostada, déjela por diez minutos.

Comer Al Aire Libre

La mayoría de los restaurantes tienen pocas opciones veganas, por no decir nulas. Comer fuera es casi imposible si tiene alergias o sensibilidad a ciertos alimentos. En ocasiones, es triste observar que tu ser querido disfruta de una comida abundante mientras que tú debes conformarte con lechuga y tomate. Afortunadamente, esta molestia se puede prevenir.

Contacte al restaurante antes de salir a comer afuera con tu pareja. Verifique si hay opciones veganas disponibles o si es posible que modifiquen algunos platos actuales para que se adapten a su dieta. Pueden hacer una lista de lugares donde pueden comer juntos a medida que crece la relación. Es posible que esa lista incluya lugares de comida étnica, como restaurantes mexicanos, hindúes o chinos, ya que estos lugares suelen ofrecer opciones para todos los gustos.

Una buena recomendación es que use la creatividad al ordenar la comida si es su primera visita an un lugar y no tuvo la oportunidad de revisar el menú de antemano. En lugar de preguntar sin parar sobre cada uno de los ingredientes utilizados en cada plato del menú, pregunte directamente si hay platos veganos. El restaurante puede servir platos vegetarianos con queso. En ese caso, puedes pedir que quiten el queso y pedir ese plato.

La comida y el amor combinan tan bien porque estimulan sus sentidos. Además de salir a comer afuera, hay otras opciones de comida que puedes experimentar con tu pareja para agregar excitación a la rutina. Para obtener más ideas sobre cómo usted y su media naranja pueden disfrutar de la comida en un lugar divertido, continúe leyendo.

Establezcan citas con otras parejas amigas.

Compartir una cena con otros es una oportunidad de probar diferentes comidas y cambiar de escenario. Reunirse una vez por semana con otras parejas amigas para cenar en casas diferentes les permitirá romper la rutina y pasar una velada divertida.

Invite a tres o cinco parejas. El recorrido gastronómico puede comenzar en su hogar y rotar semanalmente. Es crucial averiguar si otras personas son veganas o tienen algunas restricciones dietéticas que deben tener en cuenta. Pueden preparar el menú para el encuentro con anticipación y solo calentarlo al cenar. Disfrutarán más profundamente de esta manera y no tendrán que preocuparse tanto por la cocina.

Visiten un mercado de productos orgánicos.

Tomen una gran bolsa de tela y pregunten en un mercado orgánico cercano. Elija sus productos favoritos con calma, tomándolo de la mano o abrazándolo. Imaginen qué platos cocinarán con cada una de las vegetales que colocan en la bolsa. Tenga en cuenta que pueden hacer sopas saludables, ensaladas deliciosas, vegetales "BBQ" y salsas para el arroz o las pastas para acompañar una entrada. ¡Ah! ¡Recuerden el postre!

Se puede viajar en el tiempo.

Regálense una noche sin dispositivos electrónicos. Apague todas las luces, computadoras y celulares. Para iluminar y llenar el cuarto de un aroma rico, tome velas aromáticas. No miren el reloj mientras hablan. Entra completamente en la experiencia. Cocinen juntos y dejen que todos sus sentidos participen en este viaje temporal sin prisa.

Prepare un picnic.

Aprovechen los paisajes que tienen a su disposición, ya sean montañas, playas, ríos o parques. Además, tener su propio jardín es una excelente opción. Tomen una canasta y agreguen las delicias que prefieran. No se olviden del chocolate negro y del vino vegano u orgánico. Además, necesitarán platos, cubiertos, vasos, sacacorchos, un cuchillo afilado, una manta para cubrirse en caso de que la temperatura disminuya y una linterna. Prueben combinaciones de alimentos nuevas y luego de comer, cuando ya estén satisfechos, recuéstense sobre la manta y miren las estrellas para finalizar la cita romántica de la mejor manera posible.

Es necesario tiempo y esfuerzo para hacer que una relación adulta funcione. Deberás lidiar con miedos y dificultades que ni siquiera imaginó que existían. En ocasiones, también deberás enfrentarte a los aspectos más negativos de tu pareja y de tu personalidad. La convivencia en una relación donde uno de los miembros es vegano y el otro no puede ser aún más difícil. Sin embargo, no tiene por qué ser así.

La empatía y el respeto por las diferencias son fundamentales en una relación saludable. No hagas un esfuerzo por persuadir a tu pareja para que cambie su estilo de vida. Por el contrario, demuestra los beneficios del veganismo a través de tu comportamiento, lo que podría motivarte a cambiar.

No desesperes si crees que tu pareja no te comprende. Y tenga en cuenta estas recomendaciones:

No tomes nada en serio.

Tal vez sientas que no puedes compartir muchos hábitos con tu pareja a medida que la relación se desarrolla. Puede sentirse confuso o enojado porque tu ser amado no ve el mundo del mismo modo que tú. Sin embargo, por más firmes que sean tus creencias, no debes transmitir tus emociones a tu pareja.

No tienes por qué sentirte culpable cuando tu ser amado coma carne en un restaurante mientras disfrutas de un plato vegano. No debes abrumar a tu pareja con estadísticas o información para que se convierta en vegana. Este tipo de comportamientos solo generan desacuerdos entre ustedes, desacuerdos que podrían terminar la relación.

Evite hacer juicios.

Una de las claves para que una relación entre un vegano y un omnívoro funcione es evitar juzgar a la pareja. Debido a que el veganismo es tu decisión y compromiso, trasciende a tu pareja.

No expreses molestia al ver lo que tu ser amado está comiendo. No mencione mal a sus amigos veganos o critique los productos que consume. Recuerda que la tolerancia es el principio fundamental de la convivencia.

Comprenda las decisiones tomadas por tu pareja.

Además de abstenerte de juzgar, debes intentar comprender por qué tu pareja no quiere adoptar el veganismo. Mostrar comprensión en lugar de hablar desde una posición moralmente superior indica que tienes un gran deseo de hacer que la pareja funcione.

No existe un ser amado que realmente tenga todas las cualidades que consideramos positivas en alguien. Sin embargo, existe la posibilidad de abrir el corazón y la mente para respetar a la otra persona a pesar de sus diferencias y querer construir un futuro juntos.

Respeta al respeto de tu pareja.

Si tu pareja es omnívora, significa que acepta tu estilo de vida. Muestra gratitud por la persona con quien compartes la vida diaria porque le gustas tú más que los productos que usas o evitas. Para que tu ser amado sepa cómo te sientes, haz pequeños gestos de gratitud.

Puede expresar su gratitud enviando tarjetas con mensajes de amor, preparando una comida deliciosa para su pareja o organizando una salida romántica para que puedan conectarse.

aceptar discrepancias

Disfrutar sinceramente de tu pareja significa aceptar que a veces no estarán de acuerdo. Y eso es aceptable. A veces estaremos en desacuerdo con otras personas porque somos humanos y vivimos en sociedades. Las parejas románticas no son excepciones.

Cuando surgen discrepancias de opinión, como cuando cenan o hacen compras, discutan el tema o la situación que provocó el intercambio de opiniones y luego acepten que no tienen por qué estar de acuerdo en todo. ¡Se pueden reír incluso al respecto!

Mantén el corazón abierto en lugar de ver la actitud de tu pareja como una ofensa a tus principios. Disfruta de cada aspecto de tu media naranja que te gusta. Recuerda que antes también estabas buscando tu propio camino y nadie te obligó an adoptar el veganismo. Por lo tanto, su responsabilidad no es intentar cambiar a su pareja sino brindarle su apoyo. Esto no implica que tengan que estar de acuerdo en todas las cosas, pero sí que pueden convivir de manera consciente.

El capítulo 8 trata sobre las historias de atletas.

Cuando pensamos en personas que siguen una dieta basada en plantas, normalmente pensamos en personas delgadas y casi sin músculo que practican yoga.

Lamentablemente, la gente todavía cree que comer carne es necesario para ser fuertes. Varios artículos y anuncios dicen "lucha como un vegetariano", lo que significa que la persona es débil y nunca puede enfrentar al oponente con fuerza. Pero afortunadamente, las estadísticas de éxito de los atletas veganos están a nuestro favor, y proporcionan pruebas claras de que puedes ganar el campeonato del mundo en la mayoría de los deportes si sigues una dieta basada en plantas. El mito de que se pueden establecer registros solo comiendo carne ha sido refutado durante mucho tiempo.

Nate Diaz.

Nathan Donald Diaz es un luchador de artes marciales mixtas estadounidense. Nate Díaz comenzó su dieta vegetariana a la edad de 18 años inspirado por su hermano, lo que lo llevó a convertirse en una luz hermosa, ¡pero también muy fuerte! Nate Diaz enfrentó a McGregor en un partido de UFC en 2016. McGregor es un gran fanático de la carne y admite que consume bistec cada día para el desayuno, el almuerzo y la cena. McGregor bromeó y criticó a su oponente vegetariano durante las entrevistas previas al desafío, afirmando que Nate no tendría la oportunidad de ganar contra un depredador como McGregor. Sin embargo, el verdadero ganador fue revelado por la carrera. Para ganar el título, Nate Díaz derrotó a McGregor. Esto ha demostrado que comer carne no es equivalente a ser el más fuerte, tanto para McGregor como para todos los demás.

El Sr. James Wilks.
Otro luchador mixto de artes marciales de EE. UU. Comenzó de nuevo a boxear en 2003 y ha ganado muchas carreras. En la actualidad, imparte clases de defensa en la fuerza aérea de EE. UU. Durante su carrera de boxeo, obtuvo numerosos cinturones negros y ganó siete campeonatos de combate, el más importante de los cuales fue el Campeonato de Lucha Ultimate. James estuvo ausente durante varios meses debido an una lesión grave durante su carrera. James comenzó su transición an una dieta basada en plantas durante el período de recuperación y, después de varios meses, comenzó a notar mejoras. El ejemplo que proporciona es el conocido entrenamiento de cuerda de batalla. Antes de la lesión, tenía un récord personal de 8 minutos, lo que significaba que no necesitaba energía para seguir. ¡Su historial personal

alcanzó el tiempo en más de una hora después de cambiar an una dieta basada en plantas! Suena increíble, pero la nueva dieta me dio energía y fuerza como nunca antes. Después de escuchar cómo su piel mejoraba, James decidió ayudar an otros a descubrir los beneficios de una dieta basada en plantas y creó la película "The Game Changers", donde cuenta su historia. Se reunió con varios médicos y científicos para mejorar la explicación de todas las ventajas de una dieta a base de plantas.

El Sr. Scott Jurek.

Scott no es un luchador, sino un ultra maratón, a diferencia de Nate Diaz o James Wilks. Scott se ha convertido en una leyenda de la carrera. Comenzó de nuevo su carrera en 1994 y ha ganado muchas carreras. Scott está seguro de que tenía incertidumbres al comienzo de la transición a la dieta basada en plantas. Sin embargo, había tomado la decisión de llevar a cabo su experimento: competir en la carrera como vegetariano. ¡Y lo logró! Scott ganó siete carreras seguidas en los años siguientes mientras seguía su dieta vegetariana, y para entonces ya no tenía duda de que su dieta vegetariana estaba alimentando su éxito.

Scott sorprendió al mundo al establecer un nuevo récord mundial en 2015. Recorreó el Sendero de los Apalaches en 46 días, recorriendo una distancia de 3.523 km an una velocidad promedio de casi 80 km por día. Si no se puede ver claramente, tenga en cuenta que el camino no era completamente recto y limpio, sino que transcurrió en medio de las montañas. Scott afirma que, para lograr tal éxito al moverse, absolutamente debe comer para alimentar su energía y fuerza, y cree que lo más importante es recibir una nutrición adecuada. Scott también escribió "Eat and Run", que revela sus secretos para tener éxito.

Morgan Mitchell

Morgan Mitchell es un velocista australiano de 1994 que ha ganado numerosas carreras nacionales y dos campeonatos australianos de 400 metros. Aunque parecen pocas cosas, Morgan nos dice que la resistencia es el verdadero secreto de la victoria. Morgan comenzó a comer plantas a los 19 años y, a los 21 años, terminó la temporada de carreras nacional invicta. Su clasificación para los Juegos Olímpicos de 2016 se aseguró con esta victoria imbatible. Su energía ha aumentado significativamente desde que ha dejado de consumir carne. Morgan también notó rápidamente que el tiempo de recuperación entre carreras había disminuido. Puede entrenar al mismo tiempo. Morgan ahora compite en carreras de 800m para mejorar su entrenamiento.

Schwarzenegger.
El 99% de los fisicoculturistas más famosos son veganos. Comenzó su viaje comiendo todos los productos animales, pero con el tiempo, debido a problemas de salud, tuvo que dejar de comer carne. Después de darse cuenta de que la carne y otros productos animales solo eran

dañinos para nuestra salud y el planeta, Arnold utilizó su experiencia como actor para fomentar una nueva visión del mundo vegano. "Menos carne, menos calor, más vida" es el título de la campaña publicitaria en la que Schwarzenegger es el personaje principal. Arnold afirma que desde entonces ha mejorado su rendimiento personal al adoptar una dieta basada en plantas y, a la edad de 69 años, ha realizado los mejores análisis de sangre de su vida. Si no es vegano, solo debe incluir huevos.

Jehina Malik

Otro culturista que ha sido vegano desde el nacimiento. Jehina ha participado en competencias de culturismo desde la edad de 19 años y ahora es un atleta consolidado con un físico impresionante. En 2013, ganó el primer lugar como física femenina y fue la primera en el Campeonato de Físicos del NPC Eastern USA. En 2014, recibió una Pro Card de la IFBB para su primer evento internacional, Team Universe.

Fue la primera culturista vegana desde su nacimiento y recibió esto. Su hito preferido sigue siendo este prestigioso premio.

Jehina, a diferencia de muchos otros atletas veganos, no se ha convertido en vegana desde que nació en una familia vegana. Una persona que nunca ha comido carne dice: "Nunca he tenido curiosidad y nunca he querido cambiar mi estilo de vida porque, en mi opinión, los animales no están destinados a ser comidos, los animales nunca han sido una opción de comida para mí". Me motiva seguir siendo vegano para demostrar que puedes ser fuerte y saludable sin comer animales. ¡Yo soy la prueba tangible!

La Torre de Washington

Torre Washington, un veterano de mucho tiempo, comenzó a competir en culturismo en 2009 y obtuvo su tarjeta Pro ese mismo año, ganando su segundo show. Desde entonces, ha ganado muchos concursos y ha estado entre los tres primeros en todos, excepto en uno de los dieciséis. Incluso antes de escuchar el término, se hizo vegano en 1998.

Grier Irving.
Jugador de baloncesto profesional australiano y estadounidense de los Boston Celtics de la NBA. Utiliza la posición del jugador. Aunque es joven, en los últimos años ha empezado a sentirse cansado y dolor en sus articulaciones. Por lo tanto, tomó la decisión de probar una dieta basada en plantas. ¡En poco tiempo, su piel mejoró! El jugador de la NBA dijo que se sintió mejor física y mentalmente después de cambiar an una dieta basada en plantas. Después de dejar de comer carne, el deportista dice que se ha vuelto más consciente de su vida y puede mantener el ritmo de los partidos durante toda la temporada sin días de descanso.

Al principio tuvo algunos problemas con el cambio, pero ahora dice que no planea volver a comer carne porque la nueva dieta le está funcionando muy bien.

Dotsie Bausch, una mujer.

Dotsie, la ciclista de más edad en subir al podio, nació en 1973 y decidió en 2009 adoptar una dieta basada en plantas. Dotsie no estaba tratando de cambiar su estilo de vida para mejorar su rendimiento deportivo, pero al principio solo pensaba en ayudar a los animales y mejorar el mundo. Por otro lado, también se desempeñó bien por sí misma y notó rápidamente mejoras durante sus entrenamientos.

El primer estereotipo que sabemos es que las proteínas cárnicas son responsables de la fuerza, ya que el ciclismo requiere mucha energía y fuerza. Por otro lado, Dotsie había aumentado su fuerza y duplicado el peso que levantaba con las piernas en el gimnasio al comer solo alimentos vegetales. Esto le permitió completar todos los entrenamientos con menos esfuerzo y recuperarse más rápido. En 2012, con 39 años, logró llegar al podio olímpico y ganar ocho veces el campeonato nacional y dos veces la carrera panamericana.

Dotsie fundó Switch4Good, una organización sin fines de lucro donde él y algunos de sus colegas intentan compartir su conocimiento sobre la dieta basada en plantas con otros.

El señor Fabian Delph.

En 2017, el jugador de centrocampista del Manchester City optó por abandonar el consumo de carne. El jugador jugó un papel importante en el triunfo de Manchester United en el Campeonato Inglés 2017. Debido a los problemas en la zona lateral izquierda de Manchester City, Delph se vio obligado a volver a perfilarse y jugar varios partidos en una posición que no era suya. Después de jugar 22 partidos en la Premier League y marcar 1 gol y hacer 2 asistencias, Fabián lo hizo bastante bien. La temporada pasada, Delph se convirtió en un jugador importante para Manchester y consiguió un lugar en la selección de Inglaterra en el Mundial de 2018 después de jugar 4 partidos. Delph atribuye sus éxitos a su oposición al consumo de carne y piensos. Fabián adoptó la dieta vegetariana a finales de 2017 y todavía está completamente contento con su decisión.

Mi nuevo estilo de vida y nutrición creo que fueron la clave del progreso que se hizo en la temporada 2017/18. La respuesta de Delph a las preguntas de los periodistas sobre el impacto en su carrera del cambio an una dieta basada en plantas fue: "Me parece que esta decisión me ha hecho más fuerte y estable como persona".

El autor Jermain Defoe.

Jermain Defoe es otro jugador de fútbol famoso que falleció. Entre los máximos goleadores de la Premier League en la historia del torneo, el veterano Defoe ocupó el séptimo lugar. También ha jugado más de 500 partidos en eventos deportivos, y alrededor de 50 partidos con la selección de Inglaterra.

Jermain, quien tiene 36 años, es jugador del Bournemouth, equipo con el que participó en 24 partidos la temporada pasada y marcó 4 goles en la Premier League. El cambio an una dieta vegetariana, a la que Jermain llegó hace unos años, combina su longevidad futbolística y su capacidad para mantenerse útil en los niveles más altos. Mientras tanto, el delantero está convencido de que la prohibición de comer carne es lo que le permite jugar y cumplir con todos los requisitos para ser considerado un jugador de la Premier League.

Todo el mundo desea experimentar una sensación de frescura mientras juega. No hay una sensación mejor que cuando tus pies te llevan al campo. ¿Qué debes hacer en este caso? Aprende a cuidar tu cuerpo. Si tengo crioterapia, masajes y una dieta saludable, trato de no perderme. He logrado convertirme en vegano. Esto es un poco divertido porque estoy visitando a mi madre y su mesa está llena de todo tipo de platos de carne. Pero me resisto, observa Defoe.

Kendrick Farris

Kendrick Farris es un levantador de pesas estadounidense que se destaca entre los demás atletas. Participa en carreras en un rango de peso que va desde 94 kilogramos hasta más. Uno de los atletas que demuestra que seguir una dieta vegetariana no significa perder peso o fuerza. En 2014, Kendrick cambió an una dieta basada en plantas y ya fue el único levantador de pesas masculino en representar an Estados Unidos en los Juegos Olímpicos en 2016. Aunque parece imposible, al consumir solo alimentos vegetales, ahora puede levantar pesos de más de 200 kg, batir dos récords de Estados Unidos y ganar los Juegos Panamericanos. Kendrick y otros atletas están de acuerdo en que se ha sentido más ligero, más enérgico y más fuerte después de ajustarse an una dieta nueva. Además, afirma que haber dejado de comer carne ha liberado su mente de la fijación en proteínas y calorías, lo que lo ha hecho sentir más claro y más concentrado. Kendrick nos anima a concentrarnos en las cosas saludables y saludables que podemos comer en lugar de "lo que no puedo comer", porque hay muchas.

Rick Baboumian.
Patrik Baboumian, un atleta de ascendencia armenio pero de ascendencia alemana, es otro atleta destacado. Se encuentra entre los hombres más poderosos del planeta. Ha logrado superar numerosos récords mundiales en deportes de fuerza. ¡Qué asombroso que no solo sea vegetariano, sino también vegano! Patrick ha aumentado su peso a 130 kg desde que dejó de comer carne en el año 2005. Realmente increíble, pero solo comió productos vegetales y ganó hasta 25 kg. Cuando alguien le pregunta: "¿Cómo puede un buey ser tan fuerte sin comer carne?", responde: "¿Alguna vez has visto an un buey comer carne?" Y es un tema muy bueno para pensar. Patrick ha aumentado su fuerza a niveles sobrehumanos gracias a su dieta vegana y sus entrenamientos diarios. Es como una redirección de supe. Hasta la fecha,

ha batido el récord mundial más reciente de llevar un peso de 555 kg por 10 metros, lo que equivale a llevar un caballo o unas 60 cajas de agua. Patrick necesita muchos alimentos y minerales debido a su gran cantidad de proteína y fuerza. Según él, durante el paseo con pesas tan altas, hay momentos en los que solo una pierna recibe todo el peso, lo que provoca el miedo de que se rompan los huesos, pero no ocurre. Esto indica que su dieta vegana le brinda todo lo que necesita. Minerales, proteínas, carbohidratos y vitaminas.

Bryant Jennings

El boxeador profesional estadounidense Bryant Jennings sigue siendo una confirmación de su fuerza y músculo. Bryant creció en una familia donde la carne era la base de la nutrición, y cuando decidió pasar an una dieta basada en plantas en 2012, descubrió muchos productos que no sabía que existían. Confiesa que aunque la transición parecía difícil al principio debido a su profesión de boxeador, se volvió muy natural una vez que comenzó. Bryant dice que desde que dejó de comer carne, no ha notado muchas diferencias en su salud física. En cambio, enfatizó principalmente los beneficios que esto trajo a su salud mental. Se sentía más alerta y capaz de pensar y responder más rápido. Ha logrado derrotar a Wladimir Klitschko, quien es considerado uno de los mejores campeones de boxeo de la historia.

Bryant evita la carne y los platos muy elaborados. Prefere comer solo frutas, verduras, frutas secas, legumbres y otros alimentos integrales.

Derrick Morgan

Los Titanes de Tennessee de la NFL son un equipo de fútbol estadounidense. Él, como varias otras personas, descubrió la dieta basada en plantas cuando estaba buscando la mejor manera de recuperarse después de una lesión. Morgan afirma que, unas semanas después de comenzar la dieta, notó una mejora en su calidad del sueño y su tiempo de recuperación después de los

49

entrenamientos. A pesar de su preocupación por la falta de proteínas en su dieta, descubrió que muchos platos a base de plantas contenían una gran cantidad de ellas. Su esposa, Charity, una cocinera profesional, le ayudó en este cambio, pero tuvo que transformar sus habilidades en veganismo. Caridad cocinó para él y encontró un equilibrio perfecto en los platos de vidrio. Después de este cambio, Derrick no solo modificó su dieta, sino que también se convirtió en vegano para la mayoría de su equipo de Titanes. Caridad, creó su propia pequeña cocina para el equipo de su esposo. Y los Titanes han obtenido tantos nuevos triunfos gracias an esta dieta reciente de todo el equipo. ¿Se considera coincidencia? ¡Afirman que no es así!

Fiona Oakes
un corredor de maratón británico que estableció cuatro récords mundiales de maratón. Fiona ha sido vegana desde pequeña. Se había convertido en vegetariana a los 6 años y vegana a los

11 años. Su familia no estaba de acuerdo con su decisión, pero deseaba cambiarla porque amaba demasiado a los animales. A pesar de perder una rótula por cáncer cuando tenía 17 años, Fiona sigue corriendo. Fiona afirma: "Lo mejor de ser vegano es sentirte saludable por dentro y por fuera. Puede vivir una vida tranquila.

Barnaby du Plessis.
Otro culturista vegano. En su vida, Barny ha ido prácticamente hacia el otro lado. Creció siguiendo una dieta vegetariana y no fue hasta los 18 años, cuando comenzó su carrera como constructor de cuerpos, que decidió incluir carne, pensando que era la única fuente de proteínas necesaria para lograr sus objetivos. En una entrevista con Metro UK, du Plessis dijo: "Desafortunadamente, no sabía en ese momento que hay muchas alternativas para mantener la necesidad de proteínas necesarias para el desarrollo muscular que me había establecido". Barny ganó muchos titulares durante dos décadas

gracias a su consumo excesivo de carne. Pero cayó en una depresión a la edad de 40 años y se retiró del deporte competitivo. Barny y su esposa Josie, quien también es culturista, han considerado mucho su salud y forma de vida. No querían comer animales porque los amaban. Por lo tanto, comenzaron como veganos por motivos éticos. Después de un corto tiempo, su salud mejoró y su rendimiento deportivo mejoró, por lo que, después de un tiempo libre, decidieron volver al deporte competitivo. Josie y yo tenemos algo que demostrar y un gran incentivo: estamos representando a todos los veganos del mundo, así como a los animales y al medio ambiente. En sus entrevistas, du Plessis afirma: "Mi objetivo es demostrar que podemos vivir sanos y felices sin necesidad de explotar criaturas inocentes".

Bernard Brazier.
Brendan ingresa al mundo de los Ironman, donde se combinan tres deportes simultáneamente: correr,

nadar y montar en bicicleta, todos a la vez. ¡Las carreras de triatlón requieren una gran resistencia! Por ejemplo, el triatlón olímpico tiene una distancia de 1500 metros de natación, 40 km de bicicleta y 10 km de carrera. Siguiendo una dieta a base de plantas, también es posible hacer todo esto.

Brendan ha obtenido dos medallas de oro en maratones de 50 km en Canadá.

Según Brazier, comenzó su dieta hace dos décadas simplemente para mejorar su rendimiento deportivo. Aunque se avergüenza, no lo hizo por razones éticas o ambientales, está encantado de que estas cosas vayan de la mano. Por lo tanto, en la actualidad, Brendan no solo es un atleta, sino también un autor que comparte sus conocimientos sobre el tema en varios libros, como la Dieta Thrive, que podemos traducir como "La dieta del éxito". Luego desarrolló una línea de bebidas y barras de energía para atletas veganos y vegetarianos, que él mismo utilizó durante su carrera deportiva. En su ejemplo, podemos afirmar sin duda que una dieta basada en plantas, bien balanceada, ¡nos brinda todo lo que necesitamos y nos ayuda a superar cualquier obstáculo!

Luis Hamilton.
En 2017, el ex campeón de Fórmula 1 se convirtió en vegano. Hamilton afirmó en una entrevista con GQ: "En última instancia, el objetivo es sentirse bien". ¿No deseas experimentar fluctuaciones significativas en los niveles de energía cuando buscas tener fuerza? Todo esto ha sido eliminado por el veganismo. Era puro talento cuando tenía 22 años. Había una gran cantidad de energía, estaba en buena forma y no experimentaba dolor. Sin embargo, siempre intento mejorar. El sueño y el estómago fueron dos áreas en las que quería trabajar en particular. Nuestro segundo cerebro es el intestino. Aunque me han informado, nos enseñan a beber leche y comer carne para obtener proteínas. Y hay dos aspectos a tener en cuenta: uno es lo que sucede con los animales y el otro es lo que sucede con nuestro cuerpo. Ahora que soy deportista, veo la comida como

combustible, no solo porque tengo hambre. Planeo continuar de esta manera. Fue un punto de inflexión para mí.

Lewis no solo es el conductor de Mercedes, sino también el personaje principal de la nueva publicidad del fabricante de automóviles, en la que Mercedes presenta el nuevo modelo EQS de cero emisiones. Mercedes y Hamilton animan a todos a mejorar nuestro mundo. El nuevo automóvil no solo emitirá cero emisiones, sino que su interior será sostenible ambientalmente. En realidad, sin piel. Todo será cuero sintético, fabricado a partir de plástico reciclado que habría caído en los mares de otra manera.

Lewis no solo se dedicó a cambiar a sí mismo, sino que también llevó a su perro an adoptar una dieta vegana. Además, creó una línea de hamburguesas vegetales llamada "Neat Burger", que ha tenido un gran éxito.

Carlos Lewis.

famoso deportista estadounidense. Campeón del mundo ocho veces y campeón olímpico de Sprint y salto de longitud. Uno de los pocos deportistas que obtuvo el título de "oro" en cuatro Juegos Olímpicos consecutivos en la misma disciplina (salto de longitud en 1984, 1988, 1992 y 1996). ¡Además, es vegano!

Carl Lewis dijo en una entrevista con Mother Nature Network que cambiar su dieta para prepararse para el Campeonato Mundial de 1991 fue su mejor carrera. Se estableció un récord mundial al ser nombrado Atleta del Año por ABC World of Sports ese año.

¿Es posible que un atleta de primer nivel pueda seguir una dieta vegetariana para obtener suficientes proteínas para competir? Descubrí que un atleta exitoso no necesita proteína animal. En mi primer año de veganismo, hice mi mejor trabajo. Además, siguiendo siendo vegano, mantengo bajo control mi peso y estoy contento con mi apariencia. En mis 59 años, todavía disfruto comiendo y me siento bien.

Carl también escribió su libro "Muy vegano", donde en la introducción explica que se volvió vegano después de conocer a dos personas, un médico y un nutricionista, que lo inspiraron a hacer la transición. Aunque reconoce que había obstáculos, como su deseo compulsivo de carne y sal, encontró alternativas como jugo de limón y lentejas, que mejoraron su dieta.

Para hacer la transición más agradable, cada uno de nosotros tendrá que encontrar nuestro plato favorito.

Las hermanas Williams.

La hermana menor de Venus Williams es la tenista profesional estadounidense Serena Williams. A principios del siglo XXI, las estrellas del tenis femenino son Serena y Venus Williams. Además, ambos tenistas se destacaron entre los jugadores más exitosos de su época en competencias individuales, ganando juntos más de cien títulos importantes. Ambos hermanos son conocidos por su fuerza y atletismo, y entre los tenistas, ocupan el segundo y tercer lugar en la velocidad del primer servicio.

Los médicos aconsejaron a Venus que siguiera una dieta vegetariana cuando le diagnosticaron el síndrome de Sjogren, una enfermedad autoinmune que no se curaba. Serena también se opuso a la comida de origen animal en apoyo a su hermana. Y las hermanas han sido vegetarianas durante más de cinco años. Venus ha regresado a la cima del ranking de los mejores tenistas del mundo recientemente.

Serena combina de manera curiosa sus deportes profesionales con otras actividades. Una tenista famosa recientemente actuó como estilista en la Semana de la Moda de Nueva York, presentando su nueva colección de ropa de cuero sintético con estampado animal. Su viaje an África fue la inspiración para su colección. Serena está tratando de reemplazar los estampados regulares de animales con algo nuevo en su colección. Por ejemplo, en lugar de usar un estampado de leopardo, use una gran cantidad de estampado de jirafa.

Los padres deben recordar que los niños no son adultos. Las necesidades nutricionales de los niños difieren de las de los adultos. Debido a que los niños no pueden digerir la fibra tan bien como los adultos, no es una buena idea darles alimentos vegetarianos con alto contenido de fibra. Además, los niños tienen estómagos más pequeños que los adultos, por lo que es posible que deban comer más de tres veces al día si cambia su dieta a vegetariana. Si sus hijos lo hacen, intente hacerles comidas más frecuentes y más pequeñas para asegurarse de que puedan comer todas las porciones diarias recomendadas de los cuatro grupos de alimentos.

Alimentos esenciales para niños

El cuerpo de un niño es una máquina de respiración viviente y necesita el combustible adecuado para que funcione y crezca adecuadamente. El trabajo de los padres es asegurarse de que las verduras de hoja verde, las legumbres, los cereales integrales y las frutas se consuman adecuadamente. Los padres harán esto para asegurarse de que su hijo reciba todo el zinc, calcio, proteínas y hierro que necesita. Los padres también deben ser proactivos y asegurarse de que sus hijos tomen vitamina D y no se sienten frente a la televisión jugando videojuegos o Facebook. Los niños vegetarianos probablemente deben tomar suplementos de vitamina B12 para

~

satisfacer sus necesidades de crecimiento.

Recomendaciones útiles para padres
El almuerzo del colegio

Los padres pueden encontrar algunas dificultades al cambiar la dieta de sus hijos. Para los padres de niños en edad escolar, el almuerzo escolar es uno de estos. Los niños que cambian an una dieta vegetariana suelen enfrentarse a la presión de sus amigos, quienes a menudo no están acostumbrados a comer carne. Es crucial que los padres interactúen con sus hijos y les expliquen las ventajas de seguir una dieta vegetariana.

Es posible evitar desviarse de una dieta vegetariana preparando un almuerzo con la participación del niño. Los padres pueden preparar sándwiches de hummus y tomates. Los pretzels y los sándwiches de mantequilla de maní son una alternativa fácil a la carne para el almuerzo. Los padres pueden enviar una abundante sopa de verduras o un guiso en un termo, así como sobras de pasta con salsa de espagueti vegetariana. Envíe verduras crudas con salsa vegetariana, panecillos integrales, yogur a base de soja o fruta fresca para algo adicional.

tener amigos en casa

Los padres de niños vegetarianos tendrán que decidir qué hacer cuando sus amigos vengan a jugar, an una fiesta de cumpleaños u otro evento. No se preocupe por los padres; hay muchas opciones que te harán feliz a ti, a tus hijos y a sus amigos. Las hamburguesas vegetarianas se pueden encontrar fácilmente en todos los supermercados y pueden incluir condimentos para todos, ya sea ketchup y mostaza o aguacate, lechuga, cebolla y tomate. Además, los perritos calientes vegetarianos se pueden encontrar en muchos supermercados de su vecindario, y su sabor es difícil de reconocer si es vegetariano o no. Otra opción excelente es la pizza; solo asegúrese de que los aderezos sean vegetarianos en lugar de carne.

FAMILIARES

El hecho de que un miembro de su familia mayor sea vegetariano no significa que el resto de su familia esté bien informado o esté de acuerdo con el estilo de vida vegetariano. No se ande por las ramas con los miembros de la familia y los padres de los amigos de su hijo para ayudarlo a mantenerse en el camino correcto. Ser sincero con ellos asegurará que sepan cuál es su posición y no habrá malentendidos cuando se trata de que su hijo visite a amigos y familiares. Para ayudar a facilitar las cosas cuando su hijo vegetariano visita a amigos y familiares, envíe un plato con ellos para evitar poner una carga indebida sobre nadie. Si tiene buenas relaciones con la familia y los amigos de su hijo les dan una lista de los alimentos que puede comer un vegetariano, simplemente trate de no ser demasiado agresivo para que nadie se sienta herido o sienta que le está diciendo lo que debe hacer.

Preparación Anticipada

En la actualidad, la mayoría de los hogares necesitan an ambos padres

Es importante planificar con anticipación porque el trabajo o el tiempo dirigido por un solo padre es esencial. Compre algunos libros de cocina con recetas para comidas rápidas y saludables. Puede llevar a sus hijos a la cocina durante un día y preparar varias comidas que puede congelar y comer durante la semana. Esta es una excelente manera de ayudar a sus hijos an adoptar un estilo de vida vegetariano y una excelente manera de aprender lo que realmente les gusta comer y lo que no. Para agregar variedad y evitar la monotonía, agrega las sobras an otros platos. Además, intente mantener una gran cantidad de fruta fresca para comer.

Beneficios de criar an un niño vegetariano

Al convertirse en vegetariano an una edad temprana, ayudará a los niños a medida que crecen hasta la edad adulta. Ser vegetariano reducirá significativamente la probabilidad de que la obesidad infantil ocurra, ya que es un problema cada vez más común en la sociedad. Se puede reducir el riesgo de desarrollar enfermedades cardiovasculares, algunos tipos de cáncer y menos probabilidades de sufrir un ataque cardíaco o un derrame cerebral al comenzar a comer vegetariano desde temprana edad. Además, en algunos estudios se ha demostrado que las niñas vegetarianas comienzan a menstruar an una edad más tarde que las niñas omnívoras, lo que reduce el riesgo de cáncer de mama.

ALARGA LA SALUD: los estudios han demostrado que la dieta vegetariana en realidad puede mejorar la función cerebral. El cerebro puede funcionar y desarrollarse más rápido porque las grasas animales de la dieta omnívora normal no lo abruman. Según algunos estudios, los niños vegetarianos tienen mejores habilidades mentales hasta un año que los niños de su edad real.

Los ancianos y el vegetarianismo

En los últimos años, más personas mayores han adoptado el vegetarianismo. Para que su cuerpo no se vea afectado negativamente si han sido omnívoros durante la mayor parte de sus vidas, es importante que cambien gradualmente su dieta. Antes de realizar cambios drásticos en la dieta, es importante que los ancianos consulten an un médico para asegurarse de que están lo suficientemente saludables como para comer algo nuevo. A medida que envejecen, las personas toleran menos los productos lácteos y la carne se vuelve más difícil de digerir. Esta es una de las razones por las que nunca es demasiado tarde para comenzar a comer alimentos vegetarianos. Las verduras, legumbres y frutas son más fáciles de digerir para las personas mayores, y algunas personas mayores que tienen problemas para masticar y

Estos alimentos se pueden hacer puré fácilmente al tragarlos.

BENEFICIOS PARA LA SALUD DE LOS MAYORES

Los ancianos pueden tener hipertensión, enfermedades cardíacas, diabetes y osteoporosis. Al cambiar an una dieta vegetariana, los riesgos de estas enfermedades pueden disminuir un poco. Aunque no reparará los años de daño causado por

Una dieta rica en grasas les ayudará a reducir el colesterol y, si padecen diabetes, a llevar su glucosa en sangre an un rango más aceptable. Los ancianos probablemente deberían tomar un suplemento de vitamina B12 para asegurarse de que reciban la dosis diaria recomendada, como la mayoría de los vegetarianos.

Cupcakes De Arándano

INGREDIENTES :

2/3 de taza (70 g) de harina de nuez

1/2 cucharadita de sal

1 cucharadita de extracto de vainilla

1 taza (150 g) de arándanos frescos

1/4 taza (65 g) de mantequilla de nueces/semillas (usé SunButter)

1/4 taza (60 g) de compota de manzana

1/4 de taza (80 g) de jarabe de arce

INSTRUCCIONES :

1. Precaliente el horno a 375F.
2. Extienda los arándanos en una sartén cubierta con papel pergamino y hornee durante 40-45 minutos.
3. Retire del horno, enfríe durante 10-15 minutos, luego retire el papel pergamino y sepárelo.
4. Bate la mantequilla de nueces/semillas, la salsa de manzana, el jarabe de arce y el extracto de vainilla.
5. Agregue la harina de coco y la sal.
6. Dobla los arándanos.
7. Forma 12 bolas.
8. Refrigere hasta que esté firme (3-4 horas).
9. ¡Disfrútalo! Mantener en la heladera

Los vegetarianos tienen niveles de colesterol más bajos que las personas que consumen carne roja, según estudios. Esto se debe a que la leche, los huevos y otros productos animales contienen colesterol. Por lo tanto, estarás consumiendo niveles de colesterol mucho más bajos que si mantienes una dieta basada en carne, incluso si decides convertirte en lacto vegetariano. Las comidas vegetarianas también son bajas en grasas saturadas, que son una de las principales causas de enfermedades cardiovasculares. Además, los estudios han demostrado que los vegetarianos tienen niveles más bajos de colesterol cuando consumen proteínas vegetales en lugar de proteínas animales.

16. Jennifer Davis

•- •

HIPERTENSIÓN

Además, se han realizado numerosos estudios sobre la relación entre los vegetarianos y su presión arterial. Según los hallazgos, las personas que no consumen carne roja con frecuencia tienen una presión arterial más baja que los vegetarianos. Debido a que reduce el sodio y el colesterol, seguir una dieta vegetariana es beneficioso para las personas que sufren de hipertensión. En algunos casos, las personas con hipertensión que han cambiado an una dieta vegetariana han podido dejar de tomar medicamentos para controlar su presión arterial.

DIABETES

Las personas que padecen diabetes también pueden beneficiarse de ser vegetarianas. Para mantener el nivel de glucosa en sangre de una persona diabética en un rango más normal, una dieta vegetariana tiene un alto contenido de carbohidratos complejos y un bajo contenido de grasas. Al cambiar an una dieta vegetariana, algunas personas con diabetes han podido dejar de tomar su medicación, mientras que otras han experimentado una disminución en la cantidad de insulina autoinyectada que necesitan para mantener su nivel de glucosa en sangre dentro de un rango aceptable.

CÁNCER

Se puede reducir el riesgo de algunos tipos de cáncer manteniendo una dieta vegetariana. Según los estudios, las personas que viven en naciones y culturas que siguen una dieta vegetariana o casi vegetariana tienen una menor probabilidad de desarrollar cáncer de mama y colon en su población. Se cree que esto se debe a que las dietas vegetarianas son altas en fibra y bajas en grasas. Además, el alto contenido de betacaroteno en las verduras se ha demostrado que reduce el riesgo de contraer cáncer. También se ha encontrado que los vegetarianos tienen

El Libro Verde de Veganismo No. 17

más de lo que se conoce como células asesinas, que tienen la capacidad de proteger el cuerpo luchando contra las células externas y matando las células cancerosas.

Otros tipos de enfermedades

Los vegetarianos son menos propensos a padecer diabetes, cáncer y enfermedades cardiovasculares, así como a cálculos biliares, renales y osteoporosis. El consumo de proteínas vegetales en lugar de proteínas animales es la razón de esto. Según los estudios, el consumo excesivo de proteínas animales reduce significativamente la cantidad de calcio en los huesos de los humanos. El consumo de proteínas vegetales durante una dieta vegetariana puede ayudar a las personas an evitar la osteoporosis.

5

Cómo hacer un plan de dieta vegetariana

No te agobies a la hora de hacer la lista de compras para empezar a preparar comidas vegetarianas en casa si estás cambiando an una dieta vegetariana. Es fácil asegurarse de que tiene todo lo que necesita para tener éxito en su nueva empresa. Recomendamos comprar una gran cantidad de cereales, verduras de hoja verde, judías y frutos secos. Si no está seguro de cómo hacer comidas vegetarianas, compre un libro de cocina vegetariano, que hay mucho en tu librería local, o busque ideas de recetas en Internet.

Pautas básicas para principiantes

Empieza con comidas sencillas y fáciles de preparar, como el arroz integral, y luego agregue las verduras que quieras; incluso puedes agregar zumo de manzana al agua mientras lo cocines para darle más sabor. Acércate a tu mercado étnico local; muchos de estos mercados, especialmente los que atienden a personas de Oriente Medio, tendrán una variedad de opciones vegetarianas disponibles y podrán darte algunos consejos sobre cómo preparar alimentos con los que quizás no estés familiarizado. para reducir su

El Libro Verde de Veganismo 19

Para evitar caer en el vagón vegetariano durante un día fuera de casa, lleva algunos frutos secos, granola, fruta fresca o seca y un poco de zumo.

6

¿Qué pasa con las proteínas?

Para mantener la salud humana, es esencial recibir una cantidad adecuada de proteínas. Antes se pensaba que una dieta vegetariana sin carne roja no podía proporcionar las proteínas necesarias para los humanos. No obstante, se ha demostrado que esto no es cierto. Si sigues una dieta vegetariana adecuada que incluya una cantidad adecuada de frijoles, granos, lentejas y vegetales, recibirás todos los aminoácidos necesarios para mantener una dieta saludable.

Consumir proteínas vegetales en lugar de proteínas animales será beneficioso porque tendrá una dieta más saludable y reducirá el riesgo de padecer una variedad de problemas médicos. El consumo de una dieta rica en proteínas animales aumenta el riesgo de desarrollar enfermedades renales, ciertos tipos de cáncer, cálculos renales e incluso osteoporosis.

¿Y el fútbol?

No se preocupe por el hecho de que no esté recibiendo suficiente calcio para mantenerse saludable como vegetariano. La ventaja de seguir una dieta vegetariana es que un

Las proteínas animales no deben incluirse en una dieta vegetariana saludable. Se ha demostrado que las dietas con un alto contenido en proteínas animales provocan la pérdida de calcio en los huesos y pueden causar osteoporosis. Los vegetarianos pueden encontrar alimentos que son una buena fuente de calcio junto con el uso de proteínas vegetales para mantener niveles saludables de calcio. La leche de soja, la soja, las lentejas, las almendras y algunos frutos secos son buenas fuentes de calcio para una dieta vegetariana.

Todo Lo Que Debes Saber Sobre Micros Y Macros

El término "macro" se refiere a los macronutrientes, que incluyen grasa, proteína y carbohidratos, de los cuales hablamos en el apartado anterior del capítulo. Sin embargo, contar calorías implica mantener un equilibrio de macronutrientes. Esto significa que debes elegir con precisión la cantidad de calorías que deseas en función de la cantidad de proteínas, carbohidratos y grasas. El cálculo es bastante sencillo porque un gramo de proteína equivale a cuatro calorías, un gramo de carbohidratos equivale a cuatro calorías y un gramo de grasa equivale a nueve calorías. Debido a que su valor por gramo es de 7 calorías, el alcohol también se considera macro en ocasiones. Sin embargo, no se recomienda a los fisicoculturistas porque carece de valor nutricional. Hay muchas aplicaciones y calculadoras disponibles para equilibrar sus macros, pero tenga en cuenta que la mayoría no te permitirán calcular los valores con alcohol.

Conforme cambias tus fases fisicoculturistas, los radios de macronutrientes cambiarán. Ajuste los radios macro para satisfacer todas las necesidades y tenga en cuenta sus objetivos de salud. Recuerda que rastrear tus macros no es lo mismo que contar calorías. No podrás equilibrar los carbohidratos, las proteínas y las grasas con la cantidad de calorías que consumas. Sin embargo, la cantidad deseada de calorías se producirá mediante el equilibrio de macros. Esto explica por qué los atletas y fisicoculturistas que solo cuentan sus calorías tienen menos éxito que aquellos que se concentran en la fuente de calorías. Aunque el déficit de calorías te hará perder grasa, no te hará crecer músculos o repararlos después del entrenamiento.

El peso, el índice de masa corporal (IMC) y el nivel de actividad son algunos de los muchos factores que deben tenerse en cuenta al calcular sus macros. Además, deberás ajustar tus macros en función de lo que desees lograr. Cuando quieras perder peso o aumentar tu masa muscular, no consumirás el mismo número de calorías de los carbohidratos. Para lograr esto, debe consumir 1 o 1,2 gramos de proteína por libra de peso corporal, mientras que el resto de las calorías pueden provenir de carbohidratos. Recuerda que solo perderá peso y ganará músculo si su cuerpo y metabolismo son saludables. Podrás ajustar la dieta al principio dependiendo de cómo reaccione tu cuerpo a ella.

Existe una variedad de calculadoras disponibles en línea que pueden ayudarlo a calcular sus calorías y sus fuentes. Puede establecer sus parámetros, como su peso y IMC, y luego elegir el programa deseado, como aumentar, mantener o bajar de peso, simplemente haciendo un clic. Para lograr los resultados deseados, la calculadora te dirá cuántas calorías necesitas consumir y cuánta proteína, carbohidratos y grasa usarás en tus comidas diarias. Chronometer es una de las calculadoras en línea más populares. Incluso tiene una aplicación para teléfonos inteligentes que te permite ingresar tus detalles mientras estás en marcha. Además, te proporcionará excelentes recetas veganas que satisfacerán de manera efectiva tus necesidades calóricas diarias.

Veamos cada macronutriente por separado y veamos cómo afectan nuestro cuerpo y nuestros objetivos fisicoculturistas:

La proteína es un macronutriente esencial para el fisicoculturismo porque fomenta el crecimiento y la reparación muscular. Las proteínas suelen ser ignoradas por los veganos, pero cuando se trata de fisicoculturismo, son esenciales. Los aminoácidos necesarios para reparar y reconstruir nuestros músculos nos serán proporcionados por una fuente proteica de macronutrientes. Varios estudios han demostrado que la ingesta proteica aumenta el crecimiento de músculo y el rendimiento cuando se trata de fuerza. Si está bajando de peso, debe consumir más proteína. Esto significa que durante esta etapa, perderás menos masa muscular. La proteína reduce los niveles de la hormona grelina del hambre mientras aumenta los niveles de péptido YY, que te hace sentir lleno. Además, reduce la grasa al proporcionar un efecto térmico mientras reduce la energía. La cantidad de proteína que necesita un fisicoculturista varía. Todo depende de tu objetivo y etapa de fitness en ese momento. Muchos fisicoculturistas están de acuerdo en que comer entre 0,73 y 1 gramo de proteína por libra por día es suficiente. Sin embargo, es posible que desees consumir más proteína vegetal de lo recomendado porque la proteína vegetal es menos anabólica que la proteína animal. La falta de la leucina, un aminoácido esencial, dificulta que nuestros cuerpos digieran la proteína vegetal. Ya mencionamos que una mayor ingesta de proteína ayuda a mantener o incluso a reducir la masa muscular mientras pierdes peso.

Este ejemplo resume las matemáticas: Un fisicoculturista vegano de 176 libras necesitaría comer alrededor de 128 gramos de proteína, lo que equivale a 176 x 0.73.

Grasas: Como ya mencionamos, los carbohidratos son excelentes para los atletas que quieren aumentar su fuerza y masa muscular. Esta es la razón por la que priorizamos las grasas por encima de ellas. Sin embargo, no hay reglas claras sobre cuánta grasa necesita un fisicoculturista vegano. Debido a los ácidos grasos esenciales y la necesidad individual de grasas, las grasas tendrán efectos diferentes en diferentes cuerpos. Los fisicoculturistas veganos pueden funcionar bien con dietas bajas en grasa, mientras que otros pueden funcionar mejor con dietas altas en grasa. Debes observar tu cuerpo para ver cómo responde. Sin embargo, si desea que los carbohidratos influyan en su crecimiento, dale más importancia a los carbohidratos que a las grasas. Sin embargo, no dejes de comer grasas, ya que son necesarias para que tu cuerpo funcione correctamente. La distinción entre grasas saturadas, no saturadas y trans ya se ha discutido. Ten cuidado al balancearlas. Para obtener beneficios, un fisicoculturista necesita entre el quince y el treinta por ciento de sus calorías de grasas. Dependiendo de si está tratando de perder peso o aumentar peso, así como de cómo se prepara para las competencias, puede estar cerca del quince por ciento o treinta por ciento.

La fórmula para las grasas debería ser la siguiente: Si necesita consumir 2800 calorías al día, 2800 x 0.15 o 30 = 420 o 840 calorías de grasas. Además, necesitarás consumir entre 47 y 93 gramos de grasa, ya que cada gramo de grasa tiene 9 calorías.

Los carbohidratos: los carbohidratos son esenciales para los fisicoculturistas veganos y no son dañinos. No solo nos ayudan an almacenar glucógeno, que luego se utilizará por los músculos como combustible, sino que también nos ayudan a mejorar su desempeño.

Además, desempeñan un papel importante en la reparación del tejido muscular durante la fase de crecimiento. Dado que solo reducirá su rendimiento de fuerza y resistencia muscular, especialmente cuando reduzca las calorías, no es necesario eliminar los carbohidratos. No hay un número específico de gramos necesarios por día para el desarrollo de músculos, pero querrás mantener una ingesta calórica elevada. Cuando calculas tus macros, dependiendo de tu objetivo, haz las matemáticas para la proteína y las grasas y luego llena el resto con carbohidratos.

Digamos que eres un atleta de 176 libras que necesita consumir 2800 calorías al día. Decidí consumir 70 gramos de grasa y 150 gramos de proteína. En este caso, la ecuación final se vería de la siguiente manera: 150x4 equivale a 600 calorías de proteína y 60x9 equivale a 630 calorías de grasas. Para alcanzar las 2800 calorías diarias requeridas, necesitarás 1570 calorías de carbohidratos, que se calculan dividiendo 2800 por 600 y 630. En gramos, 1570/4 = 393 gramos.

Consideramos que:

Una grama de proteína equivale a cuatro calorías.

Una grama de carbohidratos equivale a cuatro calorías.

1 gramo de grasa equivale a nueve calorías.

No tendrás problemas con los macros si usa esta tabla para convertir calorías a gramos.

Los micronutrientes también son importantes cuando se habla de macronutrientes. Es crucial evitar que se confundan. Las vitaminas, minerales y otros químicos necesarios para que tu cuerpo funcione correctamente se conocen como micronutrientes. Es común que los veganos experimenten deficiencias de micronutrientes debido a las malas decisiones alimentarias. Aunque hay suplementos, también hay una forma de calcular tus micros y obtenerlos de la comida. Por supuesto, los suplementos de vitamina D, EPA y DHA son la única opción en algunos casos; sin embargo, puede usar los micronutrientes restantes si lo desea. Debido a que son más accesibles y menos costosos, muchos fisicoculturistas prefieren los suplementos. Hay una gran cantidad de micronutrientes an observar. Si desea monitorear sus niveles de micronutrientes, como vitaminas, hierro, zinc y calcio, necesitará visitas regulares al médico. Afortunadamente, esto no es necesario. No tendrás que preocuparte por obtener suficientes micronutrientes si sigues una dieta vegana rica en comida integral.

No hay razón para preocuparse: suplementa los alimentos que no se encuentran en una dieta a base de plantas.

Cómo organizar su comida Mantener el presupuesto

Debido a que puede ser extremadamente costoso, las personas con frecuencia abandonan un estilo de vida completamente vegano. Si intentas llenar tu carro de productos veganos en tu tienda local, estarás de acuerdo con que realmente no están disponibles. Sin embargo, mire más de cerca. La mayoría de los artículos costosos que incluye en su lista de compras no son vegetales y frutas. Son comidas que se anuncian como veganas, como queso, carne, tocino y platos enteros veganos. Para ser vegano y mantener un presupuesto, debes aprender cómo planificar tus comidas y comprar lo que necesitas. Estos son algunos consejos que te ayudarán a hacerlo.

Prepare con anticipación sus comidas y abastécete de ingredientes. Todos vivimos en una sociedad consumista y compramos impulsivamente. Esto lleva a gastar demasiado dinero y, con frecuencia, comprar ingredientes que no usaremos. Teniendo un presupuesto, comprar es fácil. Siéntate al menos una vez a la semana y planee cuidadosamente lo que comerás. Planifica cada día de la semana y haz una lista de cosas que comprar. Incluso puede planificar con meses de anticipación para algunos artículos.

Comprar grandes cantidades con frecuencia es más barato y ahorrará dinero. Productos como legumbres, nueces y semillas, arroz, quínoa, frutos secos y hierbas tienen una vida útil prolongada. Si te estás quedando sin ideas para la comida de toda la semana, usa un recetario vegano y permite que te ayude a tomar decisiones.

Use descuentos. Puede comprar su comida vegana en muchas tiendas diferentes, no tiene que ser la que estás acostumbrado o la más cercana a tu casa. Vale la pena, incluso si tiene que caminar un poco más para encontrar un buen precio al por menor o una buena oferta. Muchas ciudades tienen restaurantes étnicos especializados que puedes visitar porque suelen ser más baratos que las conocidas cadenas de supermercados. El conocimiento de nuevas comidas a base de plantas es otro gran aspecto de visitar nuevas tiendas como las asiáticas o medio-orientales. Las puedes incluir en tus planes dietéticos como alternativas o como una fuente de nutrientes para tus comidas.

No siga las tendencias. Las modas cambian constantemente, pero con frecuencia son una trampa para tu billetera. Las modas siempre tienen un costo. Apégate a los alimentos básicos, comidas que ya has probado y con las que te sientes satisfecho en términos de precio y calidad. Su lista de compras siempre debe incluir alimentos como avena, arroz, pasta, lentejas, frutos secos y semillas. Debes evitar usar trucos de marketing como "nuevas supercomidas". Aprecia tus sobras. Intenta no desperdiciar alimentos. Las sobras siempre pueden ser reemplazadas y congeladas para un momento posterior. No solo ahorrará comida, sino que también reducirá el tiempo de preparación. Siempre hay momentos en los que estás tan apresurado que simplemente no tienes tiempo para cocinar. Rápidamente descongelarás tus sobras y disfrutarás de una comida sana en lugar de optar por un aperitivo vegano dañino y costoso.

No tengas amor por las marcas. La comida normal en su supermercado cercano puede ser mucho más económica y de la misma calidad. Esto generalmente se debe a que pagas más por el empaque de una gran marca. Los genéricos ofrecen la misma calidad pero vienen en paquetes pequeños y baratos. Opta por la opción más económica después de leer los ingredientes.

Lleva tus propias bebidas y aperitivos. Debes preparar tus propios aperitivos y bebidas veganas y llevarlos contigo a cualquier lugar que vayas an escalar, al parque, a salir con un amigo o incluso al trabajo. De esta manera, no solo mantendrás a salvo tu presupuesto, sino que también podrás asegurarte de comer alimentos saludables.

Siempre puede hacer su propia comida. Si te interesa el origen de tu comida, cultivar tu propia comida no es una mala idea. Tendrá el control total sobre el crecimiento de la planta. Siempre tendrás conocimiento de lo que consumes. Además, puede que descubras por casualidad que te gusta la jardinería y se convierta en tu nuevo pasatiempo.

Ten cuidado al comprar suplementos dietéticos. La industria de los suplementos puede tener malas intenciones. Luchan con fines de lucro y con frecuencia te venderán cosas que no necesitas. Aunque su publicidad es muy efectiva, el producto es solo agua de azúcar para efecto placebo. Pero la proteína en polvo es un tema diferente. Estos son necesarios para los fisicoculturistas que no consumen productos animales. Aprendimos en las secciones anteriores sobre las calorías, los macronutrientes y su importancia, que la proteína ayudará en la recuperación, reparación y desarrollo de los músculos. Las proteínas en polvo también son muy útiles porque son fáciles de preparar, incluso cuando estás en marcha. Siempre tomo precauciones al comprar proteína en polvo vegana y cualquier otro suplemento.

Siempre puede usar sitios web como eatthismuch.com para organizar fácilmente sus comidas.

Para comenzar tu nuevo camino como fisiculturista vegano, este sitio web te dará las herramientas y el apoyo que necesitas. Se enfocan en la comida saludable, la planificación de sus comidas, la compra y la cocina. Eatthismuch es muy útil para los principiantes. para aquellos que tienen la intención de modificar su dieta y necesitan un pequeño impulso para hacerlo.

Es gratuito registrarse en este sitio web, pero también puede suscribirse para apoyar an esta pequeña empresa en su excelente trabajo. Suscribirse te brindará una variedad de características adicionales, incluida la planificación de comidas semanales, la planificación de comidas en familia y la planificación de sobras. El precio es de 9 dólares por mes o se puede reducir a 5 dólares por mes si decide comprar una suscripción anual. Los precios están dados según su valor al momento de escribir este libro. Este sitio web te ayudará a planificar, preparar y avanzar en tu dieta. Se le pedirá que indique sus metas dietéticas, preferencias y alérgenos. Puede encontrar restaurantes o minoristas de alimentos envasados en su base de datos. Además, puede buscar nuevas ideas o escribir sus recetas favoritas en su base de datos. Puede actualizar sus datos nutricionales en tiempo real. Eatthismuch te enviará correos electrónicos semanales con una lista de compras, herramientas de cocina necesarias e instrucciones de cocina para ayudarlo a prepararse. Siempre puede cambiar algunos de los ingredientes sugeridos. Puede establecer "platos para toda la familia" o "tamaño del plato". Establezca sus objetivos de sodio, colesterol y fibra para recibir sugerencias de comidas equilibradas y monitoree su dieta para maximizar los resultados.

Resumen

Un nuevo fisicoculturista vegano debe enfrentar una serie de obstáculos. La mejor manera de hacerlo es reconocerlos y abordarlos con conocimiento. En esta sección, aprendiste lo que son las calorías, los macronutrientes y los micronutrientes, así como cómo consumirlos correctamente para alcanzar tus objetivos. Explicamos cómo calcular tu GET y agregar o reducir calorías para aumentar o perder peso. No está obligado a realizar los cálculos por su cuenta. Hay muchas aplicaciones y sitios web disponibles para ayudarlo. Al final, le prestamos especial atención a hablar sobre cómo ser vegano sin gastar mucho porque el veganismo se considera uno de los estilos de vida más costosos. Para obtener los mejores resultados, planifique sus comidas correctamente y con anticipación. Incluso hay un sitio web que puede ayudarlo con esta planificación, lo que le permite dedicar más tiempo y energía a su entrenamiento.

¿Cuáles Son Los Alimentos Preferidos De Los Bebés?

¡Todos los padres tienen historias terribles de cómo sus hijos disfrutaron mucho renovando paredes, techos, pisos o incluso usted y su ropa! Incluso si lo apoyó en el pasado, puede ser difícil predecir qué le gustará a tu pequeño. Las cosas se resolverán solas si eres paciente. Esto es solo un aspecto de la crianza de un niño, y debes seguir adelante hasta el final. Aquí hay algunos consejos para alentar a tu bebé a comer más de lo que hay en el plato.

Utilice el tiempo a su favor.

Cuando tu bebé está más hambriento, es un buen momento para probar nuevos alimentos; la mayoría de las veces, es su primer plato de la mañana. Utiliza esta oportunidad para incluir alimentos más variados y nutritivos que su bebé podría rechazar.

Un poco de dulzura

Los humanos tienen una afición arraigada por la dulzura, por lo que mezclamos algunas frutas dulces o batatas con alimentos no dulces como verduras verdes y almidones. Pero la primera comida de tu bebé tiene el potencial de influir en sus preferencias futuras, incluso en la edad adulta, por lo que evita los azúcares procesados. Los azúcares procesados generalmente no deben consumirse, especialmente los jugos o purés para bebés envasados.

No te dejes llevar.

Está bien si tu bebé no consume ciertos alimentos. Guarda esa comida en particular para que tu niño esté preparado para probar comidas nuevas y diferentes una vez que haya tenido suficiente de la misma rutina. No se preocupe por proporcionar a su hijo la dieta más saludable posible. Mantén la experiencia entretenida y relajada, y si tu bebé solo come alimentos integrales, estará perfectamente sano, ¡y no tendrás nada de qué preocuparse!

Nutrición para cada etapa

En este capítulo encontrará una amplia variedad de recetas veganas saludables para comenzar su dieta. Puedes ser muy creativo con este proceso. Sin embargo, estos son mis elecciones de alimentos para alimentar a los niños pequeños en pasos específicos.

Alimentos guardados para más tarde.
Puede guardar cualquiera de las siguientes recetas en la nevera por hasta dos días después de completarlas. Si tu bebé tiene demasiada comida y no la terminará en uno o dos días, puedes dividir la comida en diferentes partes y congelarlas. Coloque el alimento en una bandeja de hielo y congélelo. Luego, saca los cubos y guardalos en una bolsa o contenedor de galón. La bolsa o contenedor debe estar etiquetado con la fecha y se puede usar en cualquier momento durante un período de hasta tres meses.

4 a 6 meses.

Los alimentos para bebés en la Etapa 1 son los primeros alimentos que se dan an un bebé. Tu pequeño puede tragarlos fácilmente porque son purés o papillas. Asegúrese de consultar an un pediatra antes de alimentar a su bebé con cualquier alimento nuevo, ya que no hay garantía de que reaccione bien a cualquiera de los alimentos que siguen estas pautas.

Los riesgos de seguir una dieta de moda

Para terminar, quiero enfatizar que seguir una dieta de moda es totalmente desaconsejable, a menos que se investigue en profundidad sus fundamentos, indicaciones y posibles consecuencias, o se consulte con un profesional que pueda determinar si es conveniente o no seguirlas. Una dieta nunca es efectiva porque suelen ser estrictas y limitarse an un solo tipo de macronutriente (por ejemplo, una dieta de proteínas), un alimento aislado (por ejemplo, una dieta de pomelo) o una restricción de la cantidad de calorías, lo que resulta en un desequilibrio en varios aspectos de nuestra vida. Para volver a los hábitos habituales y recuperar todo el peso, así como algunos kilos adicionales. En cuanto a la nutrición, no todas las tendencias en internet son adecuadas para todos, y no debemos confiar en lo que leemos por primera vez. Ni siquiera solicito que me presten atención. Buscar información en varias fuentes, contrastarla y consultar con un profesional de la nutrición nos permitirá tener nuestro propio criterio y tomar las mejores decisiones. Cada individuo tiene su propio mundo, y lo que puede ser beneficioso para algunos individuos puede ser perjudicial para otros. Debido an esto, en las consultas de naturopatía y nutrición, cada caso se examina de manera individual y se ofrecen pautas dietéticas específicas para cada tipo de persona, metabolismo y circunstancia.

La Dieta Atkins, por ejemplo, fue recomendada por el doctor Atkins para comer cualquier cantidad de proteínas animales que uno quisiera, en la cantidad deseada, sin restricciones, pero al mismo tiempo evitar los carbohidratos. El Dr. Atkins aconsejó reducir o completamente eliminar el consumo de hidratos de carbono, pero permitía comer tantos salchichas, bacon, filetes, huevos, etc. como quisiera. Su argumento fue que las proteínas causan cetosis. El organismo experimenta cetosis como resultado de un déficit de carbohidratos. El catabolismo de las grasas se produce para que el cuerpo pueda obtener energía al producir cuerpos cetónicos, reemplazando los glúcidos o azúcares como fuente principal de energía. Muchas dietas de adelgazamiento están diseñadas para provocar este estado, con el fin de reducir la grasa corporal, porque el organismo puede quemar fácilmente las grasas acumuladas en este estado de cetosis.

El problema radica en que un exceso de proteínas es extremadamente dañino, especialmente si son de origen animal, ya que se ha relacionado con la aparición del cáncer y otras enfermedades (ver "El Estudio de China"), al causar acidosis en el organismo. Además, el consumo de proteínas animales siempre está acompañado de grasas saturadas y colesterol, lo que nos pone en mayor riesgo de enfermedades coronarias debido al bloqueo de las arterias causado por las grasas animales. Para recordar, el Dr. Atkins falleció debido an una enfermedad cardíaca y obesidad.

Los hidratos de carbono deben formar al menos el 50% de toda la dieta. Son nuestra fuente principal de energía y la manera más natural de obtenerla. El mejor método para perder peso de manera natural es aumentar el consumo de verduras y frutas, reducir el consumo de grasas y, por supuesto, hacer ejercicio regularmente. En este sentido, la dieta vegana equilibrada ha demostrado ser la mejor solución para los problemas de sobrepeso. Es muy raro ver an un vegano con sobrepeso, a menos que sea alguien que no se preocupa por la nutrición y argumente que es vegano principalmente por los animales, lo cual es muy respetable, pero una cosa no quita la otra. En mi opinión, si los veganos fomentamos la salud, ayudaremos más a difundir el veganismo.

Dado que un vegano enfermizo no es un ejemplo para nadie, las personas que lo conocen relacionarán el veganismo con la mala salud, lo que no es cierto. Por lo tanto, me gustaría animar an esas personas a no dejar de lado su salud. En mi opinión, los veganos debemos ser el ejemplo vivo de que nuestra dieta y forma de vida no solo beneficia a los animales sino también a nuestra salud. Se puede hablar durante horas sobre las implicaciones del veganismo para salvar el mundo de sus problemas más graves, pero si la imagen que damos es de una salud enclenque, estamos perdiendo oportunidades de oro para que las personas escépticas se convenzan de que así es. Hay que tener en cuenta que muchos siguen creyendo que comer vegano es aburrido y soso, y sobre todo, que tiene problemas de salud. Si an esa gente no le preocupan los derechos de los animales, al menos podemos mostrarles que la eliminación de los alimentos animales mejorará su salud. Al final, todo importa cuando se trata de detener la explotación animal.

Como ya he explicado, mi motivación principal también son los animales, pero precisamente para poder ayudarlos más, cuido mi salud y doy una imagen de energía y vitalidad, razones que pueden convencer a la gente de las bondades de la dieta vegana y hacer que descarten todo mito creado en torno a ella, como el típico de las deficiencias y debilidades. Y un consejo adicional, desde mi punto de vista: no se puede obligar a nadie a hacer nada; no se debe hacer sentir a nadie mal por no ser vegano. Solo podemos esperar un contraataque si atacamos. En particular, usar argumentos personales solo produce lo contrario. Lo mejor que podemos hacer es proporcionar información de manera calmada y de igual an igual, nunca sintiéndonos superiores, porque a nadie le gusta ser tratado como niños o como ignorante.

Lo mejor que podemos hacer por nuestra causa es hablar y dar información de manera tranquila y respetuosa, aunque ya sé que a veces es difícil. No quiero dar la impresión de que convertirse en vegano es lo mismo que unirse an un partido político. Sin embargo, todos sabemos lo que sucede en la realidad. La dieta vegetariana afecta la salud en un 50%. El 90% de los veganos son animales. De hecho, es mucho más que simplemente cambiar tu alimentación, es un sentimiento que te impulsa a difundir esta filosofía y tu mayor deseo es que todo el mundo sea vegano. La mayoría de nosotros debemos intentar aumentar la conciencia para que cada vez más personas se den cuenta de una realidad que no se puede ignorar. Y ocasionalmente nos dejamos llevar por nuestra pasión, lo que lleva a algunos an enfrentamientos verdaderos que rara vez tienen un buen fin. Mi experiencia de más de dos décadas me ha enseñado claramente esto, y las personas que han optado por hacer la transición a través de mi consejo me han agradecido siempre por no haberlos intentado adoctrinar ni convencer a la fuerza, haciéndoles sentir mal, sino por haberles dado el combustible que les ha hecho que se encienda su fuego ellos mismos.

La mayoría de nosotros hemos estado en el otro lado antes de convertirnos en veganos, a menos que hayas nacido en una familia vegana.

Unos de nosotros logramos el cambio rápidamente, mientras que otros han tardado más. Cada individuo tiene sus propias motivaciones y circunstancias. Debemos ponernos en su lugar y permitir que las personas analicen las cosas y saquen sus propias conclusiones. Un vegano tardío es mejor que perderse para siempre. Y aunque el atacante pueda tener razón, los ataques solo provocan violencia. En una discusión agresiva, pocas personas reaccionarán; sin embargo, si les animamos diciéndoles lo importante que puede ser su decisión para contribuir a mejorar los problemas del mundo, indicándoles donde pueden encontrar la información que les ayudará a conocer mejor la causa, para tomar una decisión propia, conseguiremos entusiasmarlos. La mayoría de las personas son mucho más receptivas an una bronca de alguien que se cree superior que an una crítica negativa. Sabemos que esto es completamente falso: si somos veganos, es porque no nos creemos superiores a nadie, a ninguna raza o especie, y

queremos el respeto por todos, sin dañar
ni explotar a nadie.

Que Cambia En Tu Cuerpo Después De Ser Vegano

Una vez más, afirmo que la idea de que el veganismo significa salud no es completamente precisa. El término correcto sería veganismo = respeto, y otros similares, ya que el veganismo no es una dieta, sino una filosofía y la mayoría de las personas que lo adoptan lo hacen por motivos éticos y de respeto por los animales. Por lo tanto, puede comer mal mientras es vegano. Muchos "alimentos" no contienen ingredientes animales, pero no son saludables, y consumirlos o abusar de ellos nos hará enfermar. Aunque cada uno puede hacer lo que quiera para cuidar su salud, ¿por qué no hacerlo al mismo tiempo para demostrar a todos que comer vegetales es muy saludable? Uno de los mejores métodos de relaciones públicas veganas que puedes usar.

¿Quién no se preocupa por la salud de los animales, cuando muchas personas ni siquiera se preocupan por lo que les sucede an ellos? Creo que son muy pocos. Por lo tanto, sin importar la razón, el objetivo es evitar el uso y la muerte de animales por voluntad humana. Y al mantenernos sanos, más personas serán conscientes de que dejar de comer animales no les daña la salud, sino todo lo contrario. Pero siempre y cuando consuma alimentos vegetales en lugar de desperdicios industriales refinados y llenos de diversos venenos químicos.

Dicho esto, quiero hablar sobre los efectos físicos que experimentará cuando adopte una dieta vegana basada en vegetales. Tu cuerpo comienza a desintoxicarse primero. Los efectos positivos de los nuevos alimentos que provienen de la tierra y no de un animal, tomados ya como base y no como adorno an un plato de carne o pescado, comienzan a manifestarse. Lo que notará gradualmente es esto:

1. Disminuir la inflamación en el cuerpo. Si consumes carne, queso y productos procesados, con toda seguridad tendrás una gran cantidad de inflamación en tu cuerpo. Y no me refiero a la inflamación que es transitoria, como cuando alguien te golpea y el músculo se inflama o se herida, porque esto es necesario y temporal. Estoy hablando de la inflamación crónica causada por una dieta alta en productos animales procesados, refinados y procesados. En contraste, los alimentos de origen vegetal tienen muy pocas sustancias inflamatorias, como las grasas saturadas y las toxinas, y son altamente antiinflamatorios y antioxidantes. Se ha

demostrado en varios estudios que seguir una dieta vegetal reduce significativamente los niveles de CRP (proteína C reactiva), un marcador de inflamación en el cuerpo.

2. Disminución del colesterol. Los altos niveles de colesterol, que tanto daño están causando a la salud de la población, son principalmente causados por la grasa saturada de carnes, huevos y otros productos animales. Los alimentos vegetales carecen de grasas saturadas y colesterol. Además, una dieta vegetal reduce el colesterol debido a la fibra que contiene.

3. Disminución del riesgo de desarrollar diabetes tipo 2 La diabetes no solo es causada por productos refinados e industriales. Según estudios, el consumo de carne roja y procesada y otros productos animales aumenta el riesgo de desarrollar diabetes tipo 2. En un

estudio significativo en grupos adventistas estadounidenses, los omnívoros desarrollaron el doble de probabilidades de desarrollar diabetes en comparación con los veganos. El consumo de carne una vez a la semana durante 17 años aumentó el riesgo de desarrollar diabetes en un 74 % en estas mismas poblaciones.¿No es una cifra importante a considerar?

4. Podrás revitalizar tu flora bacteriana. Los trillones de bacterias que habitan en nuestro cuerpo se conocen como microbiomas. Además de ayudarnos a digerir los alimentos y producir nutrientes esenciales, también realizan funciones como activar y desactivar genes, mantener saludable el tejido de nuestros intestinos y protegernos contra el cáncer. El 80% de nuestro sistema inmunitario se produce en el intestino, y la flora bacteriana es fundamental para nuestra salud, por lo que debemos

cuidarla con cuidado. La fibra vegetal es su principal alimento porque promueve el crecimiento de "bacterias buenas".

Modificarás cómo funcionan tus genes. Después de décadas de estudios sobre el genoma humano, los científicos han descubierto que el estilo de vida y los elementos externos, como el medio ambiente y la alimentación, pueden alterar la expresión de nuestros genes y mejorar significativamente la forma en que nuestras células reparan nuestro ADN. La investigación ha demostrado que una dieta basada en vegetales y un estilo de vida mejorado, incluido el ejercicio, pueden alargar nuestra vida y mejorar su calidad significativamente. Lo que se conoce como epigenética.

No creo que sean necesarias más explicaciones para decir que seguir una dieta vegana basada en vegetales es una decisión muy importante si deseamos vivir una vida más larga, sana, vital y feliz. ¡Felicitaciones por haberla aceptado!

Será útil ver una despensa de muestra, aunque las despensas varían de hogar en hogar. Puede usar esta lista como punto de partida mientras intenta descubrir cómo almacenar el suyo, ¡o puede ir a la tienda y comenzar a comprar! Tu eliges.

Pensar en su despensa en términos de categorías, como desayuno y meriendas, puede ser útil. La siguiente es una lista aproximada:

Artículos de comida

• Cereales integrales calientes como avena o crema de trigo • Cereales fríos que se pueden comer con leche de soya, nuez o arroz Mezclas de panqueques veganas

• Muffins y otros productos horneados veganos

APERITIVOS

• Una variedad de refrigerios saludables, como barras de granola • Delicias veganas, como galletas y pasteles • Galletas saladas y otros productos horneados

Otros elementos

• Leche de nueces, leche de soya, leche de arroz y tofu en envases especiales para ayudarlo an almacenarse en la despensa y mantenerse fresco por más tiempo • Sopas enlatadas, mezclas de sopa y otros productos de comida en caja, como macarrones con queso veganos

• Nueces y semillas como almendras, semillas de sésamo, semillas de girasol y nueces pecanas

• Pasta: busque variedades de trigo integral. • Productos como salsa de espagueti, alcaparras, pepinillos, ketchup adicional, aderezos para ensaladas, etc.

PRODUCTOS AGRICOLAS

Estos son solo algunos de los muchos ejemplos. Compra artículos que cumplan con sus preferencias.

harina de trigo sarraceno, harina de trigo y quinua

CONDIMENTOS

Al menos un tipo de aceite vegetal para cocinar, como aceite de oliva prensado en frío o aceite de sésamo tostado, tamarindo y/o salsa de soja, vinagre: puede tener varios tipos a mano, como vinagre balsámico, vino de arroz y vino tinto, sal, pimienta y hierbas y especias.

Artículos de jardinería

• Agentes leudantes como levadura, polvo de hornear y bicarbonato de sodio • Sustitutos de huevo veganos • Varios tipos de harinas • Azúcares y otros edulcorantes como jarabe de arroz y jarabe de arce

Esta lista es solo una introducción. Las preferencias alimentarias de las personas varían mucho, por lo que es casi imposible hacer una lista general. La mayoría de las personas prefieren comprar cosas poco a poco a medida que las necesitan.

Observa los ingredientes, especialmente si está comprando comida empaquetada. Como hemos visto, a menudo hay ingredientes ocultos que no son adecuados para veganos.

3 Claves para la cocina vegetariana

Como resultado, hemos dedicado algún tiempo a considerar algunos ingredientes comunes en los alimentos veganos. Hemos aprendido a llenar la despensa y descubrir alimentos que los veganos no deben comer.

El siguiente paso es aprender a cocinar de verdad.

Si ya tienes experiencia en la cocina, puedes saltarte este capítulo. Sin embargo, aconsejaría leerlo de todas formas porque es posible que algunas cosas ya no estén claras. Para recibir la instrucción adecuada, debe cocinar con alguien que sepa lo que está haciendo para que pueda aprender de ellos.

O puedes tomar algunas clases de cocina, que es mejor aún. Busce en su área para ver si puede encontrar clases de cocina vegana que le enseñen algunas técnicas.

Aunque en este capítulo repasaremos las técnicas que necesita saber para preparar una variedad de alimentos, aprender en grupo puede ser divertido.

Aquí hay una lista básica de las técnicas que necesita:

• Configurando tu cocina • Aprendiendo
a seguir una receta •Técnicas de cocina
básicas

La gente podría ganarse la vida
aprendiendo a cocinar y ni siquiera
arañar la superficie. Por lo tanto,
repasaremos algunas de las técnicas
fundamentales. Probablemente debería
considerar asistir an una clase si desea
obtener más información.

INSTALANDO UNA COCINA

El abastecimiento de su despensa es una
parte crucial de la cocina vegana, como
se mencionó en el capítulo anterior. El

otro es tener una cocina bien equipada que sea capaz de preparar una variedad de recetas.

Ahora hay dos tipos diferentes de cocineros. Los que prefieren usar muchos dispositivos y los que no. La mayoría de los cocineros caseros llegan an un punto intermedio.

Para poder cocinar una variedad de recetas, aquí hay una lista de algunos de los elementos de cocina básicos que debe tener a mano. Puede considerar comprar o reemplazar el equipo especializado si la tarea que desea realizar requiere.

• Un buen juego de cuchillos con cuchillos de pan y chef. Asegúrese de que estén afilados a menos que estén aserrados. Además, necesitará una tabla de cortar grande.

• Una batidora de mano. Es posible que desee encontrar una batidora vertical que se asiente en su encimera si hornea mucho.

• Varios utensilios, incluidos batidores de alambre resistentes, coladores, cucharas de madera, espátulas de goma y correas resistentes.

• Un microondas y un horno tostador pequeño

• Un agitador de alimentos y/o un procesador de alimentos.

• Si no puede prescindir del pan recién horneado, una batidora sumergible, una olla de cocción lenta, una máquina para helados y una máquina para hacer pan son opcionales pero útiles de tener a mano.

Una amplia gama de ollas, sartenes, horneadores y tazones para mezclar.

Algunas personas se equivocan al comprar todo al mismo tiempo. Esto es un error, especialmente si es tu primera experiencia en la cocina. Empezarás a comprender tu propio estilo.

¿CÓMO VERIFICAR LAS RECETAS?

Una habilidad crucial para aprender a cocinar es seguir las recetas. La mayoría de las recetas son simples. Pero hasta que algo sale mal, es fácil darlos por sentado. Hay muchas recetas escritas a mano que, sin querer, omiten ingredientes importantes. Tener un buen conocimiento de cómo funcionan las recetas puede ayudarlo an encontrar el ingrediente que falta si te encuentras con una receta como esta.

Si está aprendiendo a cocinar, seguirá todas las recetas. Sin embargo, a medida que se sienta más cómodo en la cocina, comenzará a perder su dependencia de ellos a medida que se vuelva más independiente.

Puede comenzar an escribir sus propios platos originales después de seguir algunas recetas. Recuerda enumerar todos los ingredientes en el orden en que se enumerarán en las instrucciones. Esto facilita el seguimiento de la receta.

Técnicas fundamentales de cocción

Después de configurar su cocina y asegurarse de que entiende cómo seguir las recetas, el siguiente paso es aprender algunas técnicas de cocina básicas. Aquí hay una lista breve de algunas de las cosas que debe hacer para cocinar.

Comienza a usar tus cuchillos.

Hay una forma de picar correcta e incorrecta. La mayoría de las personas no le prestan mucha atención. Sin embargo, usar la técnica incorrecta puede dañarte y hacerte ineficaz. Querrás aprender con un profesional. Además, asegúrese de que sus cuchillos estén afilados en todo momento. De hecho, es más peligroso si están aburridos.

Si no desea tomar clases de cocina, siempre puede ver un programa de cocina en la televisión e imitar lo que hacen.

Tener a mano un cuchillo de chef de alta calidad es fundamental. La mayor parte de su tiempo se dedica a picar al cocinar ciertas cosas, como ensaladas y sopas. Puede ahorrar mucho tiempo si aprende a ser eficiente.

www.ingramcontent.com/pod-product-compliance
Lightning Source LLC
Chambersburg PA
CBHW071213020426
42333CB00015B/1398